Khadija Sonda MOALLA
Nozha TOUMI
Rim SMAOUI

Imagiologia da trombose venosa cerebral

Khadija Sonda MOALLA
Nozha TOUMI
Rim SMAOUI

Imagiologia da trombose venosa cerebral

ScienciaScripts

Imprint

Cover image: www.ingimage.com

This book is a translation from the original published under ISBN 978-620-6-72611-1.

Publisher:
Sciencia Scripts
is a trademark of
Dodo Books Indian Ocean Ltd. and OmniScriptum S.R.L publishing group

120 High Road, East Finchley, London, N2 9ED, United Kingdom
Str. Armeneasca 28/1, office 1, Chisinau MD-2012, Republic of Moldova, Europe
Managing Directors: Ieva Konstantinova, Victoria Ursu
info@omniscriptum.com

Printed at: see last page
ISBN: 978-620-8-53161-4

Conteúdo

Lista de abreviaturas

- Angio-RM
- Angiografia de subtração digital
- Sequência MRI correspondente à sequência T2/recuperação por inversão atenuada de fluido.
- Imagem por Ressonância Magnética Cerebral
- **ISCVT** Estudo Internacional sobre a Veia Cerebral e o Seio Dural
- Seio cavernoso
- Sem injeção de meio de contraste
- Seio sigmoide
- Seio sagital inferior
- Seio sagital superior
- Seio transverso
- Tomografia computorizada cerebral
- Tratamento endovascular
- Trombose venosa cerebral
- Veia cortical

INTRODUÇÃO

Graças aos avanços na imagiologia, a trombose venosa cerebral (TVC) é atualmente uma patologia cada vez mais frequente, com um desfecho favorável quando o tratamento anticoagulante é iniciado precocemente. No entanto, o quadro clínico é ainda muito multifacetado e muitas vezes pouco sugestivo, nomeadamente no início da sua evolução.

A urgência terapêutica daí resultante exige a confirmação do diagnóstico por imagem. (1)Durante muito tempo, a angiografia cerebral foi considerada o padrão de ouro para o diagnóstico de AVC. No entanto, ao longo dos anos, foi abandonada a favor da neuroimagem não invasiva (TC multibar e RMNc). (2,3)Graças à sua maior resolução, estes exames permitem diagnosticar o AVC numa fase precoce, orientar o diagnóstico etiológico, monitorizar a doença e avaliar o prognóstico.

IMAGIOLOGIA CEREBRAL

1. Angioscan venoso cerebral

A TC sem e com injeção de PDC iodado no tempo venoso é o exame de primeira escolha devido à sua disponibilidade e rápido acesso. [71,2]No entanto, de acordo com dados de uma revisão recentemente publicada, a TC pode ser normal em 4 a 25% dos casos, particularmente quando o quadro clínico inclui sinais isolados de HTIC .

1.1 Sinais diretos

▪ **Nas secções não injectadas**, certos sinais diretos são sugestivos de TVC. (4,5)O sinal do triângulo hiperdenso e o sinal da corda foram observados em 26,6% e 31,6% dos casos, respetivamente.

Estes sinais aparecem durante a primeira semana e depois a densidade espontânea de sangue fresco diminui gradualmente. (2)Não são muito específicos e podem ser falsamente encontrados em vasos normais de fluxo lento, em doentes desidratados e em casos de policitemia.

▪ **Nas secções com injeção**, a TVC é vista como um defeito no realce de uma ou mais estruturas venosas, produzindo o sinal do "delta vazio" ou do "triângulo vazio".

De facto, é o sinal mais específico da TVP por TC. (6)Está associado a um bom valor de sensibilidade que varia entre 75% e 100%, em conformidade com os nossos resultados.

No entanto, este sinal pode estar ausente nos primeiros 05 dias devido ao possível contraste do trombo em processo de organização ou à não opacificação da parede do seio devido à circulação colateral que ainda não se desenvolveu. (7)desenvolvida. (8)Do mesmo modo, uma TVC pode não ser detectada porque o tempo de injeção de iodo é inferior ao ideal para explorar o sistema venoso.

(9)No entanto, este exame pode ser confrontado com algumas dificuldades de interpretação, essencialmente de natureza anatómica, provocando falsos positivos como a hipoplasia sinusal, a assimetria da drenagem sinusal, as granulações de Pacchioni e a presença de um septo intrasinusal .

(3)Além disso, o desempenho diagnóstico da tomografia computadorizada é menos bom para diagnosticar a trombose de uma veia cortical e não permite a sua visualização em todos os casos em que é utilizada.

Os sinais diretos (sinal de triângulo denso; sinal de corda; sinal de delta vazio) são ilustrados nas figuras 1, 2 e 3, respetivamente.

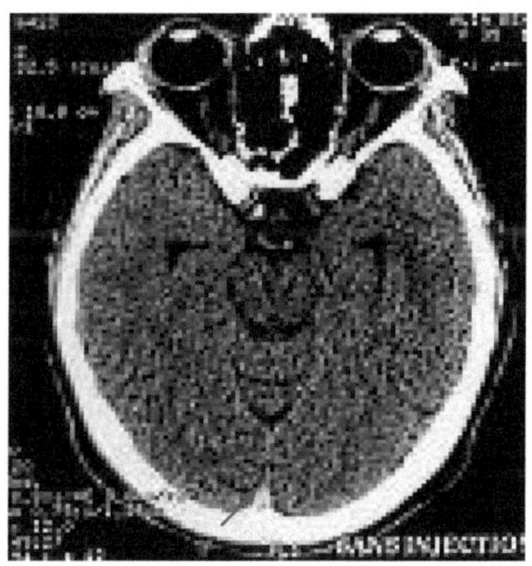

***Figura 1:** TAC SPC em corte axial mostrando hiperdensidade espontânea do seio sagital (= sinal do triângulo denso)*

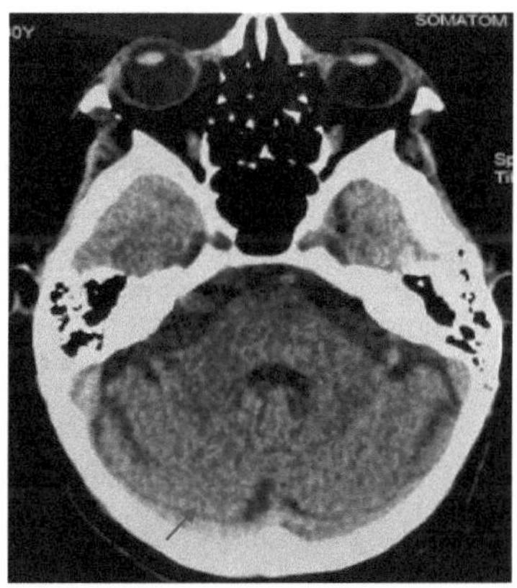

***Figura 2:** TC SPC em corte axial mostrando hiperdensidade espontânea do seio lateral direito (=sinal da corda)*

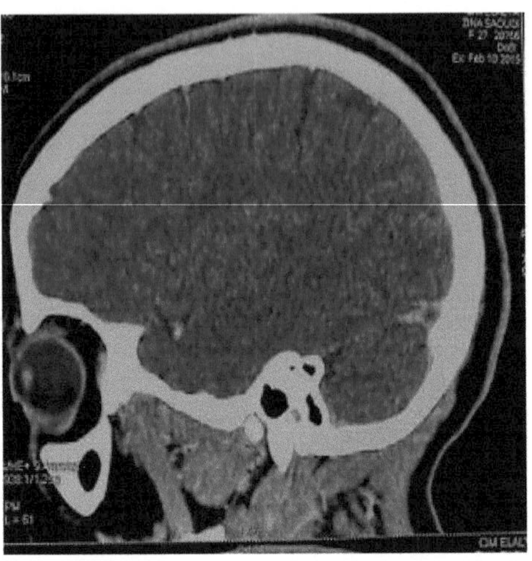

***Figura 3:** TAC com injeção de PDC, reconstrução sagital ilustrando um defeito de opacificação do SSS (= sinal do delta vazio).*

1.2 Sinais indirectos

Podem ser observados vários sinais indirectos durante uma CVT:

- **Nas secções não injectadas**, podem ser observados focos de enfarte venoso, geralmente bilaterais, com ou sem componente hemorrágico. (4)O componente hemorrágico pode ser petequial ou sob a forma de um verdadeiro hematoma ligado a uma rutura da barreira hemato-encefálica. (10–12)A frequência dos enfartes hemorrágicos varia entre 39,2% e 77,7% . (10–12)O enfarte venoso isquémico é menos frequente.

  (13)Outros sinais indirectos podem ser promissores, como a hemorragia meníngea e/ou o hematoma subdural. (14,15)Estes sinais são explicados pelo aumento da pressão retrógrada devido ao bloqueio do sistema venoso cerebral.

O edema cerebral difuso com compressão do sistema ventricular (aparecimento de pequenos ventrículos) pode também sugerir TVC (2%).

- **Nas secções injectadas com PDC**, pode observar-se um contraste anormal na foice do cérebro e na tenda do cerebelo. (4)Este facto é secundário ao desenvolvimento de shunts "parietais" na parede dural. Apesar da multiplicidade de sinais diretos e indirectos, um angioscan venoso cerebral normal não deve excluir o diagnóstico de TVC e deve justificar a utilização da RMNc.

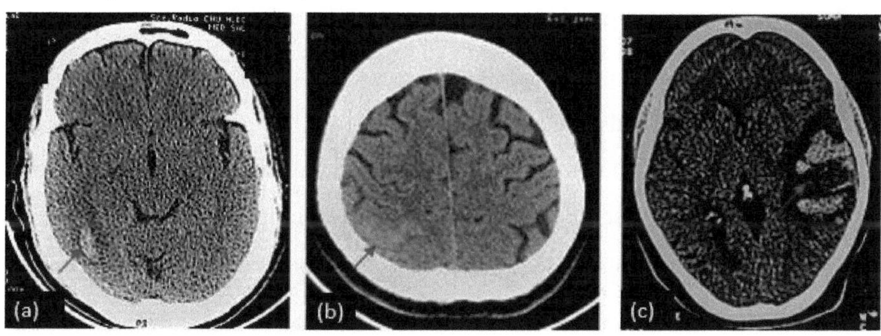

***Figura 4:** TAC sem injeção de contraste*

cortes axiais ilustrando sinais indirectos de TVC

a. Hiperdensidade subcortical temporal direita espontânea rodeada de edema relacionada com trombose do seio transverso homolateral.

b. Hiperdensidade espontânea nos sulcos corticais do lobo parietal direito revelando trombose de uma veia cortical.

c. Área edemato-hemorrágica na região córtico-subcortical temporal esquerda exercendo um efeito de massa no ventrículo lateral homolateral, indicando amolecimento venoso com transformação hemorrágica devido a trombose do seio lateral esquerdo.

2. Ressonância magnética do cérebro

(16)A RMNc é o exame de referência para o diagnóstico de TVC, com um excelente valor de sensibilidade, próximo dos 100% . Permite visualizar o trombo, avaliar a sua extensão e impacto no parênquima cerebral, monitorizar a sua evolução e, em alguns casos, identificar a patologia envolvida.

(17)A RMNc demonstrou ser mais sensível do que a TC para a deteção precoce de trombos (particularmente trombose da veia cortical), lesões parenquimatosas mínimas e edema cerebral.

2.1. Sinais diretos

(18)O trombo intra-luminal aparece em franco hipossinal, independentemente da idade do trombo na sequência T2*.

Isto deve-se ao facto de os produtos de degradação da hemoglobina (oxihemoglobina, desoxihemoglobina, meta-hemoglobina, ferritina e hemossiderina) encurtarem o T2 do trombo, resultando num sinal T2* hipointenso.

Vários estudos têm sugerido o valor desta sequência em comparação com outras sequências T1, T2 e Flair no diagnóstico de TVP. A interpretação destas sequências morfológicas permanece intimamente dependente da evolução do sinal do trombo ao longo do tempo:

▪(18)N a fase aguda (< 5 dias), a RM pode ser falsamente negativa devido ao aparecimento de trombos em T1 isossinal e T2 hipossinal ou em T1 e T2 hipossinal, devido à presença de desoxihemoglobina nos glóbulos vermelhos intactos. (19,20)De acordo com Favrole et al e Bergui et al, apenas 10 a 30% dos trombos são visualizados nesta fase.

No entanto, nesta fase, o trombo pode nem sequer ser visível na sequência T2*. Nesta situação, a ARM após injeção de gadolínio pode ultrapassar estas dificuldades. Pode mostrar uma lacuna endoluminal, um defeito no realce de um seio da dura-máter ou de uma veia cerebral, ou o equivalente ao sinal do "delta vazio". No entanto, a injeção de Gadolínio está contra-indicada em caso de gravidez, amamentação, alergia, insuficiência renal ou história de transplante renal. As sequências de ARM 2D time-of-flight (2D-TOF) com saturação do fluxo arterial e reconstruções MIP são úteis porque mostram uma falta de visualização do seio trombosado, contrastando com o intenso hipersinal das veias permeáveis. (2)Este sinal é ainda mais evidente quando a oclusão do seio é completa.

Por outro lado, a trombose parcial pode não ser detectada. (21)Por outro lado, certas armadilhas relacionadas com artefactos técnicos da ARM em tempo de voo e/ou variantes anatómicas conduzem por vezes a falsos positivos, como a hipoplasia ou agenesia do seio transverso (mais frequente à esquerda e muitas vezes associada a um pequeno orifício posterior rasgado), e as granulações de Pacchioni (com um sinal próximo do do LCR).

▪ Na fase sub-aguda (dias 5-15), o trombo aparece como um hipersinal T1 e T2 devido à conversão de desoxiemoglobina em meta-hemoglobina no interior do trombo. (13,18)Este é o aspeto caraterístico de acordo com Crassard et al. e Lich et al.

▪(13)N a fase crónica (>15 dias), o hipersinal do trombo diminui progressivamente. O trombo apresenta-se tipicamente como isossinal em T1 e hiper/isossinal em T2. (18)No entanto, o sinal do trombo pode ser significativamente variável nesta fase.

De forma a melhorar o desempenho diagnóstico da RMNc na deteção de trombos, nomeadamente em casos controversos, recomenda-se a interpretação conjunta das diferentes sequências, em particular das sequências T2*-T13D GADO e 2D-TOF.

De acordo com estudos recentes, a sequência de difusão está a desempenhar um papel cada vez mais importante no diagnóstico da TVC. Esta sequência pode ser útil para a visualização do trombo, nomeadamente em doentes que necessitam de uma investigação rápida (por exemplo, em estado de agitação), apresentando um hipersinal franco. Este hipersinal aparece em 30% dos casos e está associado a uma menor taxa de recanalização sob tratamento, segundo estudos recentes [30]. No entanto, a datação exacta da idade do trombo parece ser difícil de estabelecer na ausência de paralelismo entre o início dos sinais clínicos e a formação do trombo. Isto explica-se pelo facto de as manifestações clínicas poderem ser tardias em relação à formação do trombo, ao contrário do que acontece no AVC arterial [77].

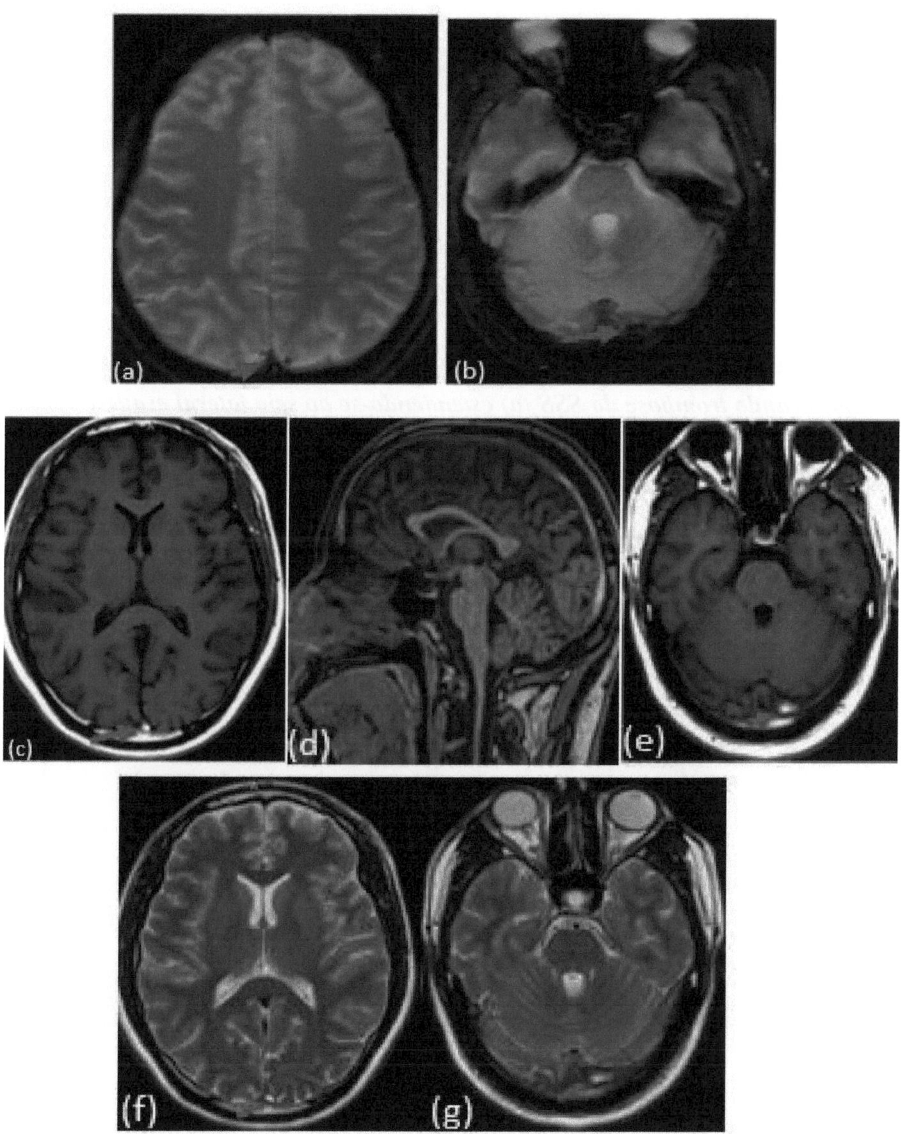

Figura 5: ***Corte axial de RMNc mostrando um trombo subagudo do SSS e STG, Hipersinal T2* (a e b) Hipersinal T1 (c, d e e) e hipersinal T2 (f, g)***

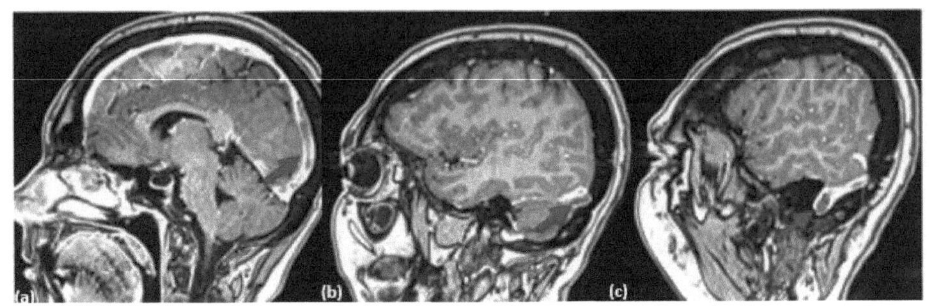

***Figura 6:** RMNc com sequência T1 3D GADO em reconstruções sagitais mostrando trombose do SSS (a) estendendo-se ao seio lateral esquerdo (b) e para a veia jugular homolateral (c)*

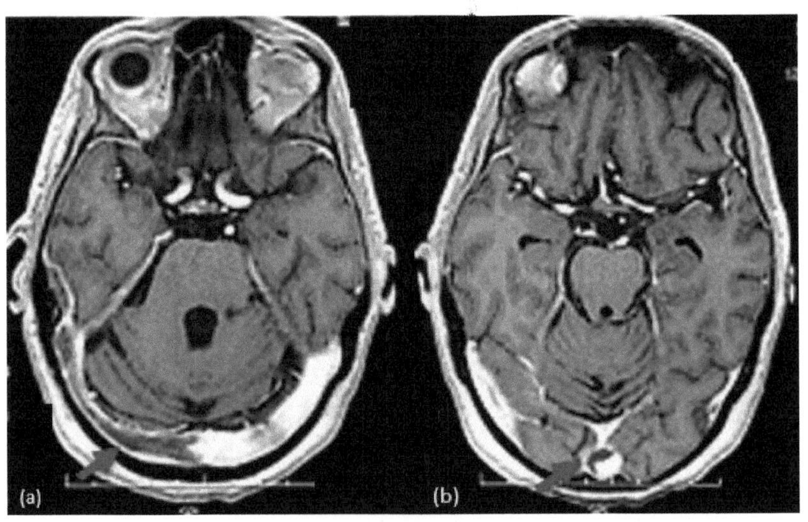

***Figura 7:** RMNc com sequência T1 3D GADO em secções axiais mostrando um defeito de realce do seio transverso direito (a) com contraste heterogéneo do SSS (b) "sinal delta vazio".*

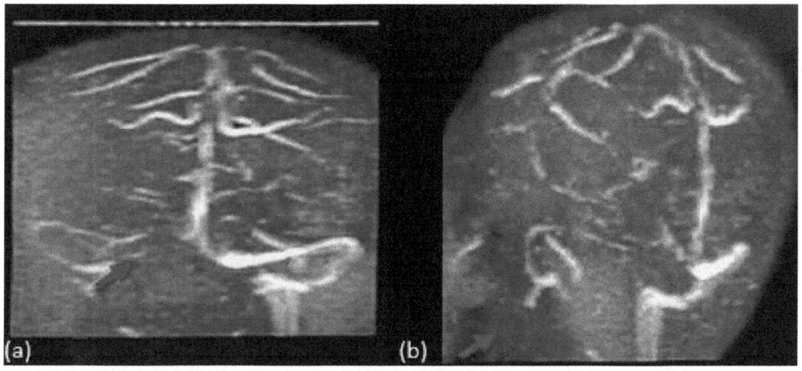

***Figura 8:** Sequências 2D-TOF no plano coronal (a) e no plano sagital (b) mostrando um defeito visual no seio lateral direito e na veia jugular, contrastando com a boa visualização do sistema venoso contralateral.*

2.2. Sinais indirectos

(9)São essencialmente representados por um amolecimento venoso, cujo aspeto é muito variável consoante o estádio de desenvolvimento. Na fase inicial, manifesta-se por edema vasogénico de distribuição cortical e subcortical em T1 hipossinal e T2 hipersinal sem restrição do ADC. Numa segunda fase, surge o edema intracelular, evidenciado por uma clara restrição da difusão. (4)Numa fase posterior, a barreira hemato-encefálica é rompida e surgem focos hemorrágicos. (4)Estes sinais são específicos, mas o seu diagnóstico foi facilitado pela demonstração de uma anomalia de sinal nos seios trombosados.

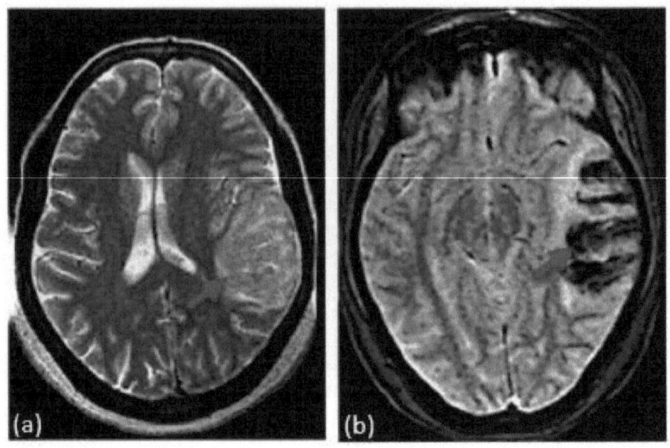

Figura 9: *RMNc com sequências T2 (a) e T2* (b) em cortes axiais mostrando um hematoma lobar temporoparietal esquerdo.*

mostrando um hematoma lobar temporoparietal esquerdo.

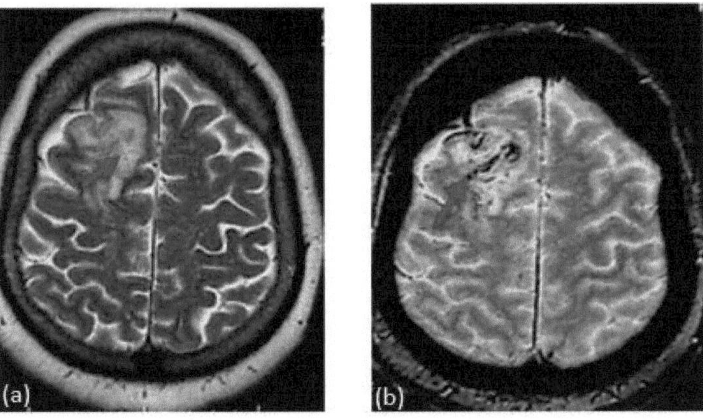

Figura 10: *Cortes axiais T2 (a) e T2* (b) de RMNc mostrando hemorragia na base de um sulco cortical rodeada de edema indicando trombose de uma veia cortical.*

(19)De acordo com as recomendações mais recentes, graças às imagens de difusão, a RMNc fornece um valor prognóstico ao avaliar a extensão das lesões e, sobretudo, diferencia o edema vasogénico (aumento do valor ADC/lesões reversíveis) do edema citotóxico (diminuição do valor ADC/lesões irreversíveis) (Figura 11) .

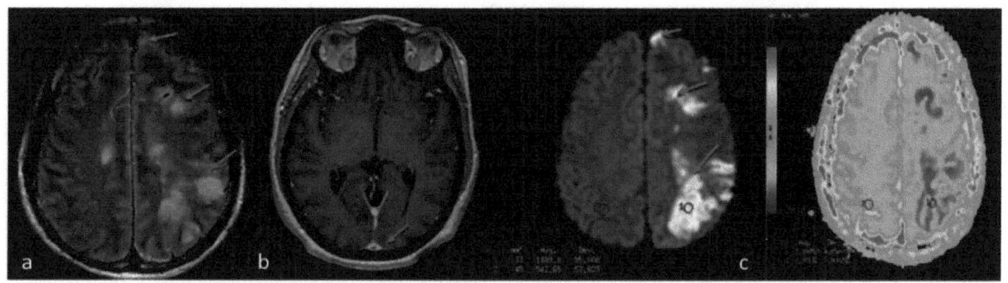

Figura 11: ***Ressonância magnética cerebral com sequências Flair (a), T1 3D Gado (b) e difusão (c) mostrando um hipersinal em manchas fronto-parietais esquerdas com clara restrição do DW indicando edema citotóxico relacionado com enfarte venoso ligado a trombose do SLS. (11)***

2.3 Sinais de orientação etiológica

(4)Nalguns doentes, a RMNc pode ajudar a determinar a etiologia, mostrando uma causa infecciosa ou tumoral loco-regional ou lesões pós-traumáticas.

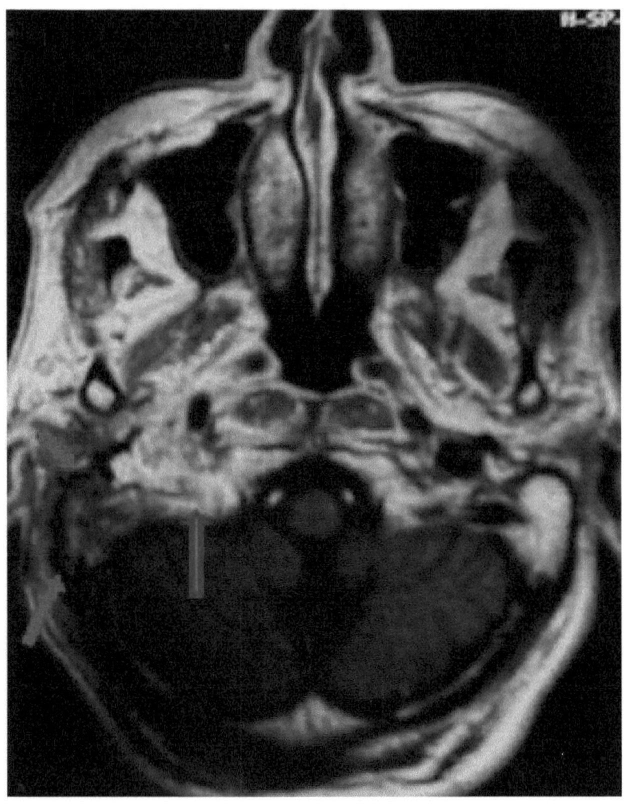

***Figura 12:** A RMNc mostra uma otite externa maligna complicada por TVC do seio sigmoide direito que se estende para a VJD (setas vermelhas): Hipersinal da parte medial do ACE direito que se estende ao forame jugular e ao espaço parafaríngeo homolateral (seta azul).*

3. Caraterísticas radiológicas particulares consoante o local da trombose e correlações clínico-radiológicas

(10,22–24)Na maioria das vezes, a trombose afecta simultaneamente as veias e os seios venosos, propagando-se frequentemente de um seio para outro, de um seio para uma veia cerebral ou vice-versa. Para além das causas loco-regionais, em que a localização do coágulo é frequentemente próxima da patologia causadora, a TVC pode afetar qualquer estrutura venosa.

É evidente que os SSS, ST e SS são os mais frequentemente afectados na literatura (Quadro I).

IQuadro I : Revisão da literatura sobre sobre o sítio do CVT

	Múltiplos	*SSS*	*STG*	*DST*	*SS*	*SC*	*VC*
ISCVT (n=624) (22)	–	62%	44,7%	41,2%	NP	1,3%	17,1%
VENOST (n=1144) (23)	51,8%	38,9%	NP	NP	39,8%	1,7%	3,7%
Touati (n=160)(10)	68,6%	65%	38,1%	45,6%	G : 35% D : 37,5%	1,8%	8,7%
Yedaes (n=41) (25)	43%	52%	30%	34%	21%	2%	5%
Alami (n=62) (4)	34%	52%	45%	45%	NP	5%	2%
FPCCVT (n=231)(24)	68,3%	48,3%	33,8%	47,6	G : 26,8% D: 40,3%	0,4%	7,3%

SSS: seio sagital superior; STG: seio transverso esquerdo; STD: seio transverso direito; SS: seio sigmoide; SC: seio cavernoso; VC: veia cortical; L: esquerda; R: direita.

É evidente que a variação inter-individual da anatomia venosa cerebral e a associação frequente de tromboses em vários seios e veias dificultam uma correlação clínico-topográfica precisa [3]. Certas estruturas venosas trombosadas estão associadas a formas radioclínicas particulares:

3.1 Trombose do seio sagital superior

Os sinais mais comuns são cefaleias e HTIC. (26)A CE está frequentemente associada a trombose do SSS.

(1)O amolecimento venoso pode ocorrer nas regiões para-sagitais do fronto-parietal e do parieto-occipital, e nas regiões basais do temporo-occipital, o que explica o polimorfismo clínico da lesão desta estrutura .

3.2. Trombose de uma veia cortical

A trombose de uma veia cortical é rara. (27)Afecta principalmente as veias hemisféricas nas regiões frontal e parietal. (28,29)De acordo com Liu et al e Ahn et al, está frequentemente associada a trombose de outro seio.

(30)De acordo com a literatura, as manifestações clínicas são dominadas por cefaleias, défice motor e CE . (8,26,31)Na nossa série, de acordo com a literatura, a RM é mais sensível na deteção de trombose do que a TC .

(27)A identificação de um foco cortico-subcortical edematoso e/ou hemorrágico leva-nos a procurar alguns sinais sugestivos, como o sinal da "corda" na TC sem injeção, um hipo-sinal T2* que traça o trajeto de uma veia cortical (Figura 13) e o sinal do "carril" após injeção de PDC .

Em certos casos controversos, em que existe uma forte suspeita clínica, pode justificar-se a realização de uma angiografia cerebral.

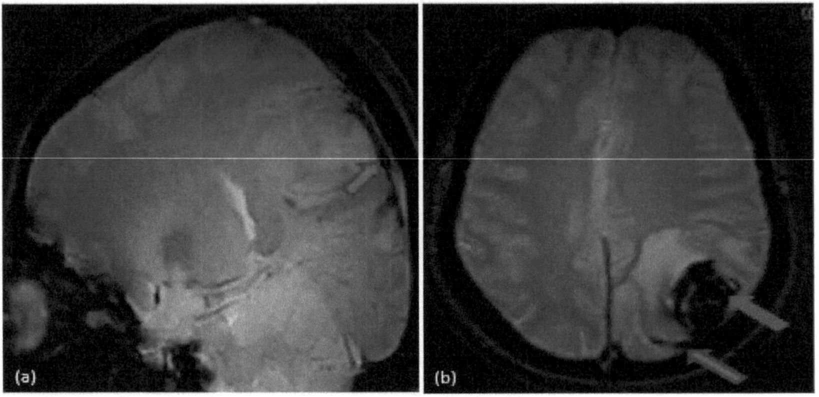

Figura 13: ***Sequência T2* em cortes sagitais oblíquos (a) e axiais (b) mostrando o hipossinal (sinal da corda) de uma veia cortical (seta azul) com um hematoma parietal esquerdo (seta vermelha).***

3.3. Trombose do seio cavernoso

A trombose do seio cavernoso é raramente descrita na literatura. (32)Deve ser suspeitada na presença de uma combinação variável dos seguintes sinais: quemose, oftalmoplegia dolorosa, exoftalmia, edema palpebral, lesão dos nervos cranianos (II, III, V1, V2, VI). É plausível o envolvimento isolado do VI. (32)Os sintomas inicialmente unilaterais podem tornar-se bilaterais se a trombose se estender ao seio cavernoso contralateral ou a outros seios durais (Figura 14). (33–35)O diagnóstico pode ser feito através da tomografia computadorizada, que mostra uma ausência de opacificação, um realce heterogéneo da cavidade cavernosa, um alargamento e um abaulamento do bordo lateral, mais ou menos associados a outros sinais orbitais indirectos (exoftalmia, densificação da gordura intra-orbitária, dilatação da veia oftálmica).

A RM mostrou uma cavidade cavernosa aumentada, isointensa com a substância cinzenta em T1, e anormalmente hiperintensa e heterogénea em T2 adquirida neste caso, em cortes axiais e sobretudo coronais. (35)Após a injeção de gadolínio, a parte trombosada da cavidade cavernosa é pouco realçada, contrastando com o realce intenso da parte não trombosada e das paredes meníngeas.

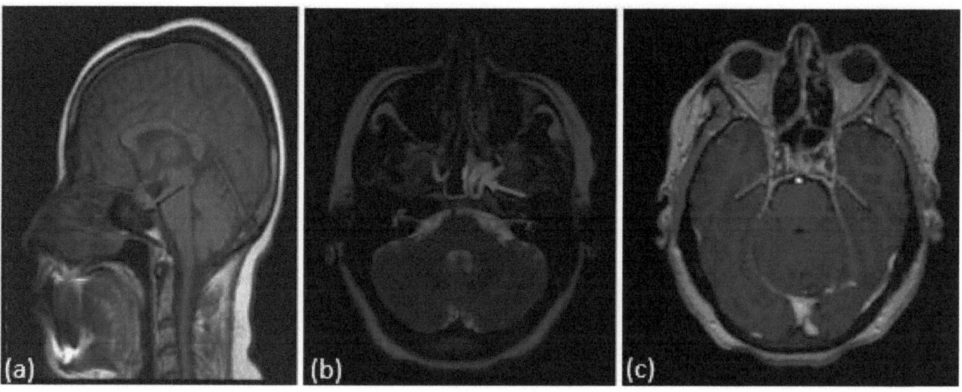

***Figura 14:* Secção sagital T1 (a) e secções axiais T2 (b) e T1 3D GADO (c) mostrando trombose bilateral do seio cavernoso (setas vermelhas) secundária a sinusite esfenoidal.**

3.4. Trombose do sistema venoso profundo

(22)As TVC que afectam o sistema venoso profundo não são muito frequentes, com valores respectivos de 11% no estudo ISCVT .

Afectam o seio direito, a ampola de Galeno, as veias cerebrais internas e as veias basilares de Rosenthal e resultam, na maioria das vezes, em lesões edematosas e/ou hemorrágicas bilaterais, mas de forma assimétrica nas áreas tálamo-capsulares e, por vezes, lentículo-capsulo-caudadas e na substância branca profunda (Figura 15). (36,37)As lesões podem estender-se ao mesencéfalo e à parte superior do vermis e dos hemisférios cerebelares. Esta apresentação radiológica pode levar a um diagnóstico diferencial com um tumor glial, isquémia arterial, doença de Gayet-Wernicke, hipoxia global ou intoxicação por monóxido de carbono. Nesta situação, para além do contexto clínico, as sequências T1 3D

GADO podem ser utilizadas para verificar a permeabilidade da rede venosa profunda através de reconstruções sagitais multiplanares. (3)De igual modo, o angioscanner venoso, com o advento das novas gerações, está a revelar-se muito útil na confirmação ou refutação da hipótese de trombose do sistema venoso profundo.

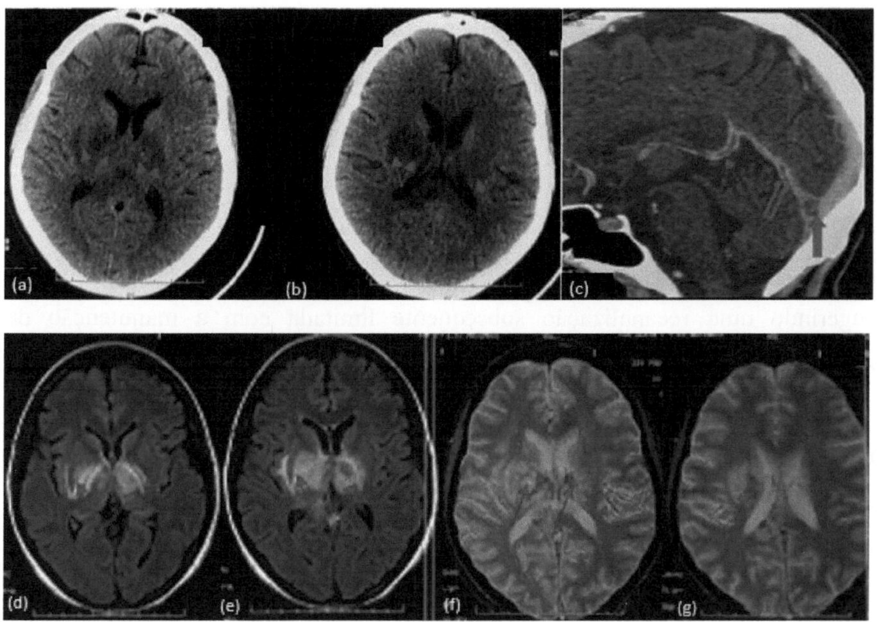

***Figura 15:** Aspeto da trombose venosa profunda por TC e RM trombose venosa profunda*

Tomografias computadorizadas sem injeção de PDC em cortes axiais (a, b): hipodensidades capsulotalâmicas bilaterais, esplénio do corpo caloso e substância branca periventricular direita. Reconstruções de TC no plano sagital em tempo venoso (c) mostrando um defeito de opacificação das veias torculares (seta sólida grande), do seio direito (seta vazia grande) e das veias cerebrais internas (seta sólida pequena).

A RMNc mostra um hipersinal Flair bitalâmico (d,e) que se estende à região capsulolenticular (d) com alterações hemorrágicas mais claramente visíveis nas sequências T2* (f,g).

4. Evolução radiológica

(38)Um estudo observacional multicêntrico que incluiu 551 doentes com TVC confirmada que receberam anticoagulação com monitorização radiológica sistemática a partir dos 30 dias mostrou que o género masculino estava associado a uma repermeabilização nula ou parcial. (38)De igual modo, de acordo com este estudo, a maioria das recanalizações ocorreu precocemente no curso da doença, sugerindo uma recanalização subsequente limitada com a manutenção da anticoagulação para além dos 3 meses. (39)No mesmo contexto, Herweh et al avaliaram a percentagem de recanalização em função do tempo em 99 doentes e concluíram que a recanalização ocorre mais frequentemente nos 3 a 6 meses após o diagnóstico. Em casos raros, a recanalização pode ocorrer para além dos 6 meses. Assim, sugeriram que a decisão de continuar o tratamento anticoagulante para além dos 12 meses não deve ter em conta o grau de recanalização, mas sim o risco de recorrência da trombose e a presença de um estado pró-trombótico persistente.

Além disso, o recrudescimento ou a persistência de sinais HTIC após uma TVC deve sugerir estenose venosa dural, para além de recorrência. As sequências CE-3D-MPRAGE e 3D-T1-SPACE demonstraram ser úteis na diferenciação entre TVC e estenose do seio dural.

A presença de estenose sintomática do seio dural deve levar à medição da pressão venosa através de flebografia retrógrada. (40)A TE (colocação de stent) pode ser considerada em doentes com um gradiente de pressão significativamente aumentado entre os segmentos proximal e distal da estenose.

CONCLUSÃO

Uma boa compreensão dos sinais radiológicos da TVP permitirá um diagnóstico positivo, de modo a que o tratamento anti-coagulante possa ser iniciado precocemente para melhorar o prognóstico.

Salientamos que a RM combinada com a angiografia por ressonância magnética (ARM) venosa é o exame de referência para o diagnóstico de TVC, com boa sensibilidade e especificidade, bem como o seu impacto no parênquima cerebral. No entanto, o angioscanner venoso continua a ser o exame de primeira linha, dada a sua disponibilidade, e é inicialmente utilizado para excluir diagnósticos diferenciais.

REFERÊNCIAS

1. Dmytriw AA, Song JSA, Yu E, Poon CS. Trombose venosa cerebral: diagnóstico e tratamento de última geração. Neurorradiologia. Jul 2018;60(7):669-85.

2. Sadik JC, Jianu DC, Sadik R, Purcell Y, Novaes N, Saragoussi E, et al. Imaging of Cerebral Venous Thrombosis. Life (Basileia). 10 de agosto de 2022;12(8):1215.

3. Carletti F, Vilela P, Jäger HR. Abordagem de imagem para trombose do seio venoso. Radiol Clin North Am. maio de 2023;61(3):501-19.

4. Alami B, Boujraf S, Quenum L, Oudrhiri A, Alaoui Lamrani MY, Haloua M, et al. Trombose venosa cerebral: aspectos clínico-radiológicos, sobre uma série de 62 casos. JMV-Journal de Médecine Vasculaire. Dez 2019;44(6):387-99.

5. Rodallec MH, Krainik A, Feydy A, Hélias A, Colombani JM, Jullès MC, et al. Cerebral Venous Thrombosis and Multidetector CT Angiography: Tips and Tricks. RadioGraphics. outubro de 2006;26(suppl_1):S5-18.

6. Ghoneim A, Straiton J, Pollard C, Macdonald K, Jampana R. Imagiologia da trombose venosa cerebral. Clin Radiol. abril de 2020;75(4):254-64.

7. Shinohara Y, Yoshitoshi M, Yoshii F. Aparecimento e desaparecimento do sinal do delta vazio na trombose do seio sagital superior. Stroke. 1986;17(6):1282-4.

8. Arquizan C. Tromboflebite cerebral: aspectos clínicos, diagnóstico e tratamento. Réanimation. junho de 2001;10(4):383-91.

9. Saposnik G, Barinagarrementeria F, Brown RD, Bushnell CD, Cucchiara B, Cushman M, et al. Diagnóstico e gestão da trombose venosa cerebral: uma declaração para profissionais de saúde da American Heart Association/American Stroke Association. Stroke. abril de 2011;42(4):1158-92.

10. Touati Nahla. Estudo epidemiológico, clínico e radiológico da trombose venosa cerebral: 160 casos.

11. Mahdi Frikha. Imagiologia da tromboflebite cerebral: Estudo retrospetivo de 104 casos.

12. Yii IYL, Mitchell PJ, Dowling RJ, Yan B. Preditores de imagem de deterioração clínica na trombose venosa cerebral. Journal of Clinical Neuroscience. nov 2012;19(11):1525-9.

13. Crassard I, Bousser MG. Trombose venosa cerebral: uma atualização. La Revue de Médecine Interne. 1 de fevereiro de 2006;27(2):117-24.

14. Oliveira IM, Duarte JÁ, Dalaqua M, Jarry VM, Pereira FV, Reis F. Trombose venosa cerebral: padrões de imagem. Radiol Bras. 2022;55(1):54-61.

15. Hassan A, Ahmad B, Ahmed Z, Al-Quliti KW. Hemorragia subaracnóidea aguda. Neurosciences (Riyadh). jan 2015;20(1):61-4.

16. Dormont D, Anxionnat R, Evrard S, Louaille C, Chiras J, Marsault C. Ressonância magnética na trombose venosa cerebral. J Neuroradiol. abril de 1994;21(2):81-99.

17. Van Dam LF, Van Walderveen MAA, Kroft LJM, Kruyt ND, Wermer MJH, Van Osch MJP, et al. Modalidades de imagem actuais para o diagnóstico de trombose venosa cerebral - Uma revisão crítica. Thrombosis Research. maio de 2020;189:132-9.

18. Leach JL, Fortuna RB, Jones BV, Gaskill-Shipley MF. Imaging of Cerebral Venous Thrombosis: Current Techniques, Spectrum of Findings, and Diagnostic Pitfalls. RadioGraphics. outubro de 2006;26(suppl_1):S19-41.

19. Favrole P, Guichard JP, Crassard I, Bousser MG, Chabriat H. Diffusion-weighted imaging of intravascular clots in cerebral venous thrombosis. Stroke. Jan 2004;35(1):99-103.

20. Bergui M, Bradac GB. Quadro clínico de pacientes com trombose venosa cerebral e padrões de envolvimento do seio dural. Cerebrovasc Dis. 2003;16(3):211-6.

21. Poon CS, Chang JK, Swarnkar A, Johnson MH, Wasenko J. Diagnóstico radiológico da trombose venosa cerebral: revisão pictórica. AJR Am J Roentgenol. Dez 2007;189(6 Suppl):S64-75.

22. Ferro JM, Canhão P, Stam J, Bousser MG, Barinagarrementeria F, Investigadores do ISCVT. Prognosis of cerebral vein and dural sinus thrombosis: results of the International Study on Cerebral Vein and Dural Sinus Thrombosis (ISCVT). Stroke. março de 2004;35(3):664-70.

23. Duman T, Uluduz D, Midi I, Bektas H, Kablan Y, Goksel BK, et al. A Multicenter Study of 1144 Patients with Cerebral Venous Thrombosis: The VENOST Study. Jornal de Acidente Vascular Cerebral e Doenças Cerebrovasculares. 1 de agosto de 2017;26(8):1848-57.

24. A TB, I C, L D, M BG, R M, E RB, et al. Trombose venosa cerebral: caraterísticas clínicas, radiológicas, biológicas e etiológicas de uma coorte

prospetiva francesa (FPCCVT) - comparação com a coorte ISCVT. Fronteiras em neurologia 2021, vol. 12, p. 753110.

25. Yedeas MD. Trombose venosa cerebral: um estudo clínico, etiológico, radiológico e prognóstico.

26. Ulivi L, Squitieri M, Cohen H, Cowley P, Werring DJ. Trombose venosa cerebral: um guia prático. Pract Neurol. outubro de 2020;20(5):356-67.

27. Boukobza M, Crassard I, Bousser MG, Chabriat H. Caraterísticas de Imagem MR da Trombose da Veia Cortical Isolada: Diagnóstico e Acompanhamento. AJNR Am J Neuroradiol. Fev. 2009;30(2):344-8.

28. Liu KC, Bhatti MT, Chen JJ, Fairbanks AM, Foroozan R, McClelland CM, et al. Apresentação e Progressão do Papiledema na Trombose do Seio Venoso Cerebral. Am J Ophthalmol. maio de 2020;213:1-8.

29. Ahn TB, Roh JK. Um caso de trombose da veia cortical com o sinal do cordão umbilical. Arch Neurol. setembro de 2003;60(9):1314-6.

30. Song L xi, Lu H yu, Chang C kang, Li X, Zhang Z. Trombose venosa cerebral e sinusal num doente com leucemia promielocítica aguda durante o tratamento de indução com ácido all-trans retinóico. Blood Coagul Fibrinolysis. outubro de 2014;25(7):773-6.

31. Song S ying, Lan D, Wu X qin, Meng R. A caraterística clínica, diagnóstico, tratamento e prognóstico da trombose da veia cortical cerebral: uma revisão sistemática de 325 casos. J Thromb Thrombolysis. abril de 2021;51(3):734-40.

32. Levine SR, Twyman RE, Gilman S. The role of anticoagulation in cavernous sinus thrombosis. Neurology. abril de 1988;38(4):517-22.

33. Munawar K, Nayak G, Fatterpekar GM, Sen C, Zagzag D, Zan E, et al. Lesões do seio cavernoso. Clin Imaging. Dez 2020;68:71-89.

34. Idiculla PS, Gurala D, Palanisamy M, Vijayakumar R, Dhandapani S, Nagarajan E. Trombose venosa cerebral: uma revisão abrangente. Eur Neurol. 2020;83(4):369-79.

35. Nagi S, Kaddour C, Jeribi R, Marrakchi-Turki Z, Ben Yahmed A, Skandrani L, et al [Trombose do seio cavernoso secundária a sinusite]. J Radiol. junho de 2008;89(6):803-5.

36. Herrmann KA, Sporer B, Yousry TA. Trombose da veia cerebral interna associada a edema talâmico unilateral transitório: relato de caso e revisão da literatura. AJNR Am J Neuroradiol. setembro de 2004;25(8):1351-5.

37. Benabdeljlil M, El Alaoui Faris M, Kissani N, Aïdi S, Laaouina Z, Jiddane M, et al [Perturbações neuropsicológicas após enfarte do bithalamic causado por trombose venosa profunda]. Rev Neurol (Paris). Jan 2001;157(1):62-7.

38. Salehi Omran S, Shu L, Chang A, Parikh NS, Zubair AS, Simpkins AN, et al. Tempo e preditores de recanalização após anticoagulação na trombose venosa cerebral. J Stroke. maio de 2023;25(2):291-8.

39. Herweh C, Griebe M, Geisbüsch C, Szabo K, Neumaier-Probst E, Hennerici MG, et al. Frequência e perfil temporal da recanalização após trombose da veia cerebral e do seio. Euro J of Neurology. abril de 2016;23(4):681-7.

40. Y F, J Y, H C, J Z, J D, D M, et al. Diretrizes da Chinese Stroke Association para o manejo clínico de distúrbios cerebrovasculares: resumo executivo e atualização de 2019 do manejo clínico da trombose do seio venoso cerebral. Acidente vascular cerebral e neurologia vascular, 2020, vol. 5, no. 2.

APÊNDICES

Apêndice 1: Anatomia do sistema venoso cerebral

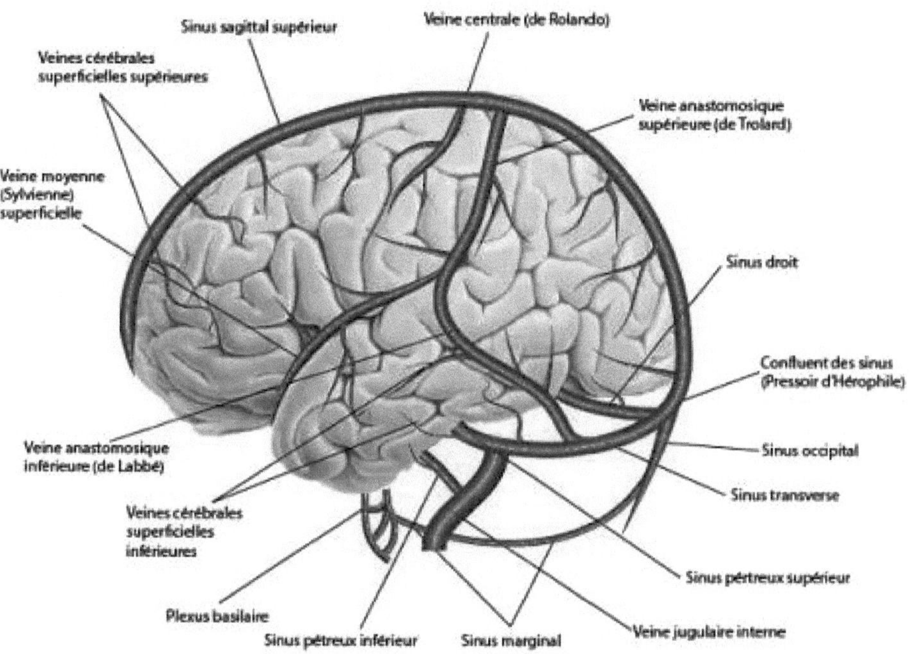

Fig. 1: Estruturas venosas na zona lateral do cérebro

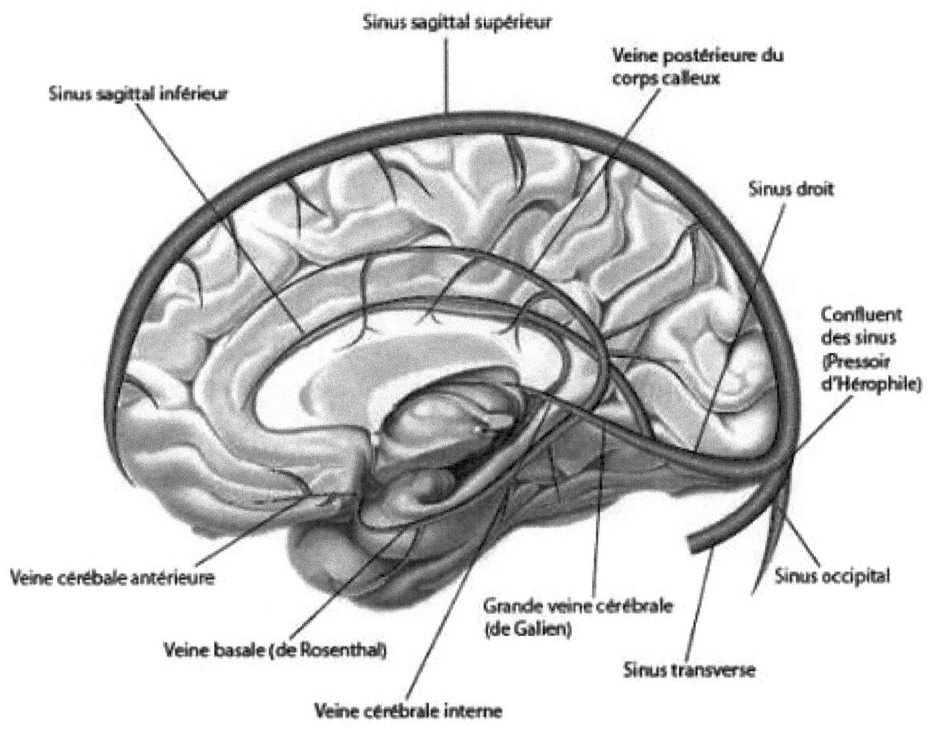

Fig. 2: Estruturas venosas na zona medial do cérebro

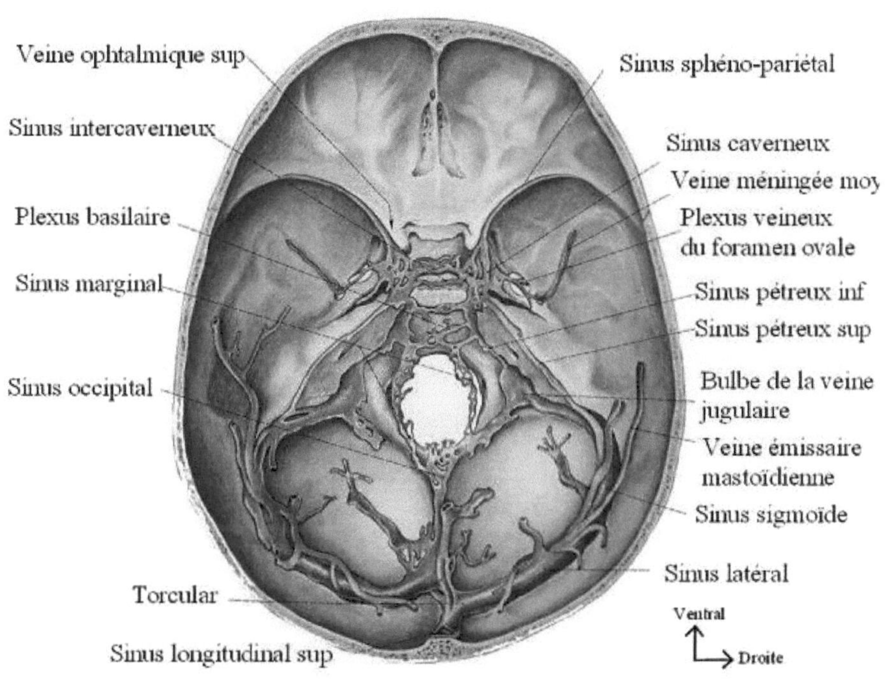

Fig. 3: Vista endocraniana da drenagem venosa da base do crânio

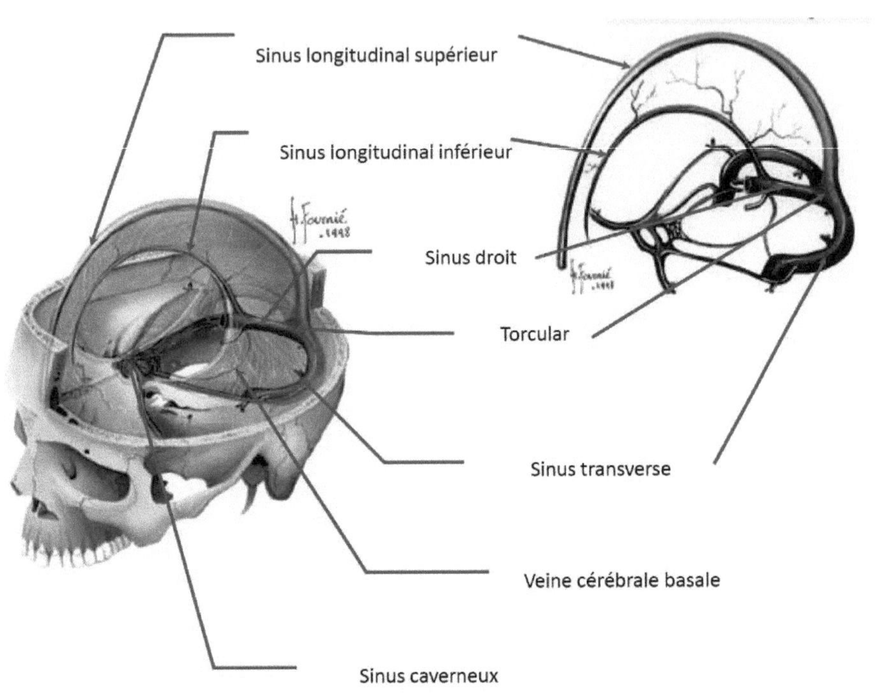

Fig.4 : Esquema em 3D do sistema venoso cerebral

O sangue venoso do cérebro é drenado por três redes de veias cerebrais: as veias superficiais (corticais), as veias profundas e as veias da fossa posterior.

Estas veias drenam para os seios venosos durais, que por sua vez são recolhidos pelas veias jugulares (Fig. 1).

As pequenas veias corticais drenam o sangue do parênquima cerebral através do espaço subaracnoide e subdural. As duas veias cerebrais internas e as duas veias basais de Rosenthal conduzem o sangue das estruturas cerebrais profundas, como o tálamo e os gânglios do tronco, para a veia magna de Galien (Fig. 2).

O seio sagital superior (SSS) ímpar drena a maior parte do córtex. Une-se ao seio direito ao nível do toráculo (confluência dos seios ou prensa de Herófilo) (Fig. 2).

Os seios laterais (SL), que são pares, são constituídos por dois segmentos: o seio transverso e o seio sigmoide. O tamanho dos SLL é frequentemente desigual: o maior (geralmente o direito) é contínuo com o SSS, enquanto o outro recebe sangue principalmente do seio direito. Em 20% dos casos, há agenesia parcial ou total de um seio transverso.

O seio longitudinal inferior (seio sagital inferior), de forma ímpar, drena a superfície medial da parte média dos hemisférios e do corpo caloso.

O seio ímpar direito é a confluência da veia de Galien e do seio longitudinal inferior. Drena para um seio transverso (geralmente o esquerdo) ou para o torácico.

Os seios cavernosos emparelhados são atravessados por estruturas nervosas (III, IV, V1, V2, plexo simpático) e vasculares (carótida interna). Drenam principalmente as órbitas e a veia cerebral média superficial. O sangue flui para o seio lateral e a veia jugular através dos seios petrosos. Os dois seios cavernosos são anastomosados, o que explica o facto de a trombose ser frequentemente bilateral (Fig. 3).

APÊNDICE 2: Fisiopatologia da TVP

Embora as condições que podem conduzir à trombose venosa cerebral (TVC) sejam extremamente variadas, estão envolvidos três mecanismos fisiopatológicos principais: perturbações da hemostase (que conduzem a um estado pró-trombótico), estase venosa e anomalias parietais (tríade de Virchow).

O impacto cerebral da TVP é incerto e depende da existência de enxertos de bypass e do local e extensão da trombose.

A trombose dos seios nasais conduz inicialmente a um aumento da pressão venosa e capilar, responsável por uma rutura da barreira hemato-encefálica e pelo aparecimento de um edema vasogénico. Ao mesmo tempo, se as pressões continuarem a aumentar, a redução da perfusão dos tecidos conduz ao aparecimento de lesões isquémicas e de edema citotóxico.

Além disso, a trombose leva a uma diminuição da reabsorção do líquido cefalorraquidiano pelas granulações de Pacchioni, o que contribui para o aumento das pressões venosas e para o aparecimento de alterações parenquimatosas. A rutura por hiperpressão dos capilares arteriais e venosos pode levar a lesões hemorrágicas. As lesões cerebrais podem variar desde um simples edema, geralmente reversível, até um hematoma parenquimatoso que envolve tanto o córtex como a substância branca subcortical.

A hemorragia pode ser parenquimatosa e/ou ocorrer nos espaços subaracnoide e subdural e nas cavidades ventriculares. As lesões parenquimatosas podem estar distantes do local de oclusão, e a trombose de um seio mediano pode resultar em lesões cerebrais bilaterais, paramedianas, sem sistematização arterial.

O edema vasogénico reflecte uma rutura da barreira hemato-encefálica e o extravasamento de plasma para o meio intersticial. É reversível se a oclusão venosa for tratada eficazmente. O edema citotóxico, consequência da isquémia, é o resultado de lesões irreversíveis.

APÊNDICE 3

Sinais diretos e indirectos de TVC na imagiologia

Direct signs	Indirect signs
• Dense triangle sign (clot in sinus on NECT) • Cord sign (thrombosed cerebral vein on NECT). MRI equivalent: thrombosed vein seen on gradient echo or susceptibility weighted images or rarely other sequences • Empty delta sign (clot as filling defect within the sinuses on CTV/CE-MRV) • Replacement of normal dark flow void with clot on MRI	• Cerebral edema with elevated or mixed diffusion characteristics • Hemorrhagic infarction • Subarachnoid hemorrhage • Rarely, subdural hemorrhage

NECT : TAC sem injeção de contraste, CTV: angioscanner venoso, CE-MRV: ARM venoso, MRI: ressonância magnética

Apêndice 4

Evolução do sinal do trombo nas sequências Sequências de RM

Evolution of MRI signal intensity caused by venous thrombus.

	Haemoglobin degradation product	T1	T2 & FLAIR
<5 days	Deoxyhaemoglobin	Iso/hypointense to brain tissue	Iso/hypointense to brain tissue
6 days to 2 weeks	Methaemoglobin	Hyperintense	Hyperintense
>2 weeks	(Fibrosis/recanalisation)	Variable	variable

FLAIR, fluid attenuation inversion recovery.

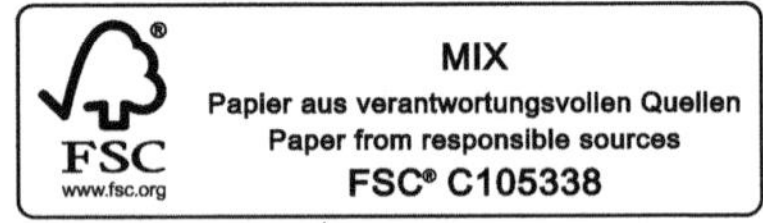

Printed by Books on Demand GmbH, Norderstedt / Germany